Soumia MISSOUM
Ghalia KHELLAF
Mourad LAHMAR

Dominando a diálise peritoneal em seis passos

Soumia MISSOUM
Ghalia KHELLAF
Mourad LAHMAR

Dominando a diálise peritoneal em seis passos

ScienciaScripts

Imprint

Any brand names and product names mentioned in this book are subject to trademark, brand or patent protection and are trademarks or registered trademarks of their respective holders. The use of brand names, product names, common names, trade names, product descriptions etc. even without a particular marking in this work is in no way to be construed to mean that such names may be regarded as unrestricted in respect of trademark and brand protection legislation and could thus be used by anyone.

Cover image: www.ingimage.com

This book is a translation from the original published under ISBN 978-613-8-42572-4.

Publisher:
Sciencia Scripts
is a trademark of
Dodo Books Indian Ocean Ltd., member of the OmniScriptum S.R.L Publishing group
str. A.Russo 15, of. 61, Chisinau-2068, Republic of Moldova Europe
Printed at: see last page
ISBN: 978-620-4-06660-8

Prefácio:

Foi amor à primeira vista entre mim e a diálise peritoneal desde os meus primeiros anos na nefrologia, uma técnica que reúne o nefrologista, o ressuscitador e o pediatra com o único objectivo de salvar vidas humanas.

E depois desses 14 longos anos de experiência que acumulei, gostaria de transmitir esses conhecimentos adquiridos no campo a jovens nefrologistas e sementes de nefrologistas (meus queridos residentes), para que essa técnica não seja mais denegrida por seus próprios filhos.

Como não há futuro sem um passado, aqui está uma breve visão geral da história tumultuada da diálise peritoneal, que foi realizada pela primeira vez em animais no final dos anos 1800 e se tornou uma técnica de pleno direito em humanos no início dos anos 1960.

O acesso peritoneal foi conseguido primeiro pela punção abdominal intermitente, depois o desenvolvimento de um acesso permanente à cavidade peritoneal com o cateter Tenckhoff permitiu o surgimento desta modalidade terapêutica na insuficiência renal crónica e posteriormente o desenvolvimento de diálise peritoneal ambulatória contínua e depois de diálise peritoneal automatizada

Na Argélia, o tratamento da insuficiência renal crônica terminal começou em 1973 em Argel com hemodiálise e foi somente em 1980 que foi introduzida a diálise peritoneal ambulatorial contínua.

Através deste manuscrito e em seis passos, guiar-vos-ei a um domínio total da diálise peritoneal, esperando que a nova geração de nefrologistas, reanimadores e pediatras promovam esta preciosa técnica.

Soumia Missoum
Professor Sênior 'A' em Nefrologia

Conteúdo :

LISTA DE ABREVIATURAS

A

AA: aminoácidos
APEX: exame de equilíbrio peritoneal acelerado ASP: abdómen sem preparação

C

Cm H2O: centimetro de água Criador: creatinemia
Cm: centimetro Cl: espaço livre

D

D: dialisado
D0: tempo de dialisação 0 PD: diálise peritoneal
APD: diálise peritoneal automatizada
CAPD: diálise peritoneal ambulatorial crônica

F

RF: função renal residual

G

Gr: grama

H

H: tempo
HD: hemodiálise

I

CKD: insuficiência renal crônica
CKD: doença renal crônica em fase terminal IMC: índice de massa corporal

K

K: Kg de potássio: quilograma

L

L: litros

M

M: metro
M2: metro quadrado Meq: milli equivalente Min: minuto
Ml: mililitro Mmol: milli moles

N

Na: sódio

P

P: plasma
PET: teste de equilíbrio peritoneal PIP: pressão intraperitoneal PKR: doença renal policística
PNN: neutrófilos polinucleares

S

SC: área de superfície corporal

T

PA: pressão arterial

U

U: urina
UF: ultrafiltração
IU: Unidade Internacional

V

Vol: volume
VIP: volume intraperitoneal

Lista de números :

Lista de tabelas:

Mesa I: Transferências principais através da membrana peritoneal.

Tabela II: Recomendação da Sociedade Internacional de Diálise Peritoneal de 2017 para o tratamento da peritonite na DP.

Tabela III: Volume máximo intraperitoneal de acordo com PIP.

Tabela IV: Influência do tempo de estase e do volume intraperitoneal na qualidade da diálise.

I.   Introdução:

O princípio da diálise peritoneal é instalar uma ascite artificial renovada regularmente, permitindo o contacto entre um líquido fisiológico (dialisado) introduzido através de um cateter de um lado e o sangue do doente do outro, através de uma membrana natural altamente vascularizada que é o peritoneu. (Figura 1)

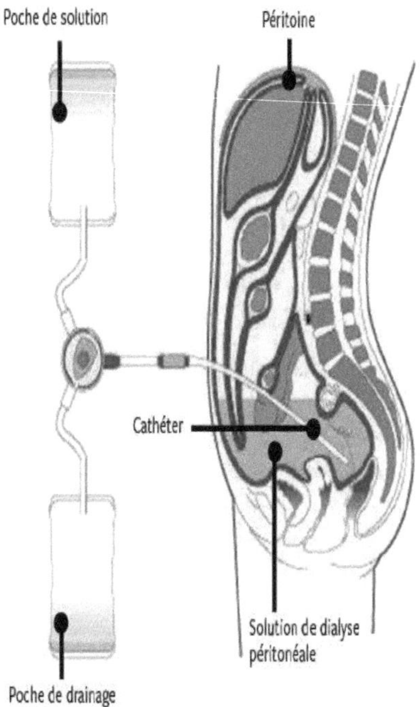

Figura 1: Princípios de diálise peritoneal.

A troca entre o dialisado e o sangue é regida por dois processos:

1-   **Difusão:** as substâncias dissolvidas migram entre o sangue e o dialisado, de acordo com o seu gradiente de concentração, até se atingir um equilíbrio de concentração em ambos os lados do peritoneu. É lógico, portanto, que a composição do dialisado seja criteriosamente elaborada de modo a permitir a drenagem dos resíduos do sangue para a cavidade peritoneal, como a ureia, e ao mesmo tempo permitir a suplementação de certas substâncias que são deficientes no paciente, como o cálcio. (Tabela I)

	Plasma	Membrana peritoneal	Cavidade peritoneal
Ureia (mmol/L)	30	→	0
Creatinina (lmol/L)	820	→	0
Sódio (mmol/L)	134	→	132
Potássio (mmol/L)	5,20	→	0
Bicarbonatos (mmol/L)	21	→	0
Lactatos (mmol/L	Inf a 2	←	35 à 40
Cálcio ionizado (mmo1/L)	1,18	←	1,25 à 1,75
Fósforo (mmol/L)	2,10	→	0
Ácido úrico (micromol/L)	460	→	0
Glicose (g/L)	1	←	10 à 40

Mesa I: Transferências principais através da membrana peritoneal.

2-   **Ultrafiltração:** a água plasmática é atraída para a cavidade peritoneal por um agente osmótico presente no dialisado, geralmente glicose, a quantidade de água ultrafiltrada depende essencialmente da concentração do agente osmótico e sua suscetibilidade a ser reabsorvida pelo corpo. Com efeito, se tomarmos por exemplo a glucose, que é a molécula omoticamente mais utilizada, o seu efeito diminuirá progressivamente ao longo do tempo de estase, uma vez que é livremente absorvida pelo peritoneu, daí a diminuição da sua concentração no dialisado e uma diminuição do seu efeito de ultrafiltração, pelo que é imperativo renovar o dialisado. **(Figura 2)**

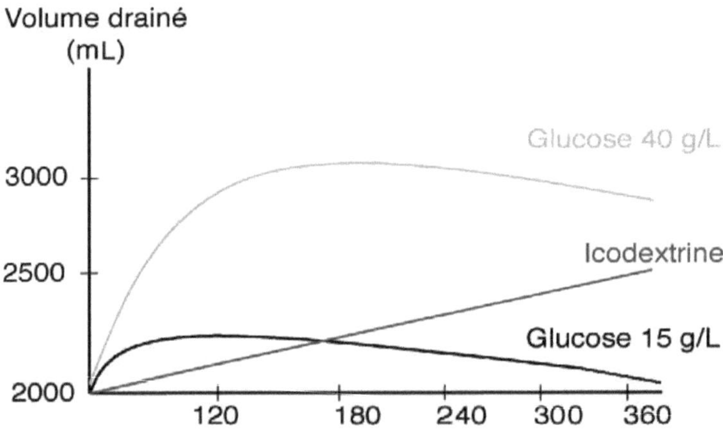

Figura 2: Ultrafiltração de acordo com o agente osmótico e o tempo de estase.

II.   Indicações PD :

A diálise peritoneal oferece várias vantagens aos doentes, pois é um tratamento domiciliário, compatível com a vida social e escolar, com menos restrições dietéticas.

Além disso, existem inegáveis vantagens médicas, como melhor estabilidade cardiovascular, preservação da diurese residual e do capital vascular.

A diálise peritoneal é sobretudo a escolha do doente, desde que este seja claramente informado e apoiado pelo seu médico. No entanto, esta técnica é a única possível em determinadas circunstâncias, ou seja, insuficiência cardíaca, contra-indicações à anticoagulação e, claro, esgotamento do acesso vascular.

III.   Contra-indicações da DP :

As contra-indicações da DP são mais devidas a situações clínicas em que seria impossível realizar esta técnica de forma eficiente, entre estas situações:

-        Aquelas que reduzem a superfície de troca, como um histórico de grandes cirurgias abdominais, ou patologias digestivas (estoma, divertivulosis, ascite .....)

-        Aqueles que aumentam a pressão intraperitoneal e, portanto, reduzem a quantidade de dialisado que pode ser infundida, como a gravidez durante 6 meses ou doença renal policística grave.

\-   Aqueles onde o aumento da pressão intra-peritoneal induzido pela DP pode causar descompensação de patologias pré-existentes, como em pacientes que sofrem de insuficiência respiratória grave (devido a uma diminuição do AVC diafragmático), ou hérnias.

\-   Aqueles onde complicações metabólicas induzidas pela DP podem causar descompensação de condições pré-existentes, tais como desnutrição severa ou grandes desordens do metabolismo dos carboidratos-lípidos.

\-   Aqueles em que o risco de infecção é aumentado: pacientes com higiene limitada, deficientes visuais ou desabrigados.

\-   Pacientes com altas exigências de purificação: pacientes obesos e anuricos.

IV.   Os seis passos para dominar a DP :

1.   Desvendando os segredos do peritoneu

As trocas ocorrem essencialmente no peritônio parietal, que representa apenas 10% da superfície total. Durante o dia, quando o paciente está em pé ou sentado, o dialisado é encontrado na parte mais inclinada da cavidade peritoneal, mas à noite, quando o paciente está deitado, o dialisado se espalha por toda a parte posterior desta cavidade, aumentando assim a superfície de troca.

O peritônio consiste em uma camada unicelular microvilosa chamada mesotelium, descansando sobre uma membrana de porão e separada dos capilares sanguíneos por um tecido intersticial, rico em fibroblastos.

No endotélio dos capilares peritoneais existem três tipos diferentes de tamanho de poros. (Figura 3)

•   Os pequenos poros são por onde passam água e moléculas de baixo peso molecular, electrólitos, ureia, creatinina e glicose 12

•   Os poros ultra pequenos ou aquaporins, os mais numerosos, asseguram o transporte exclusivo de água livre.

•   Os grandes poros, que são poucos, permitem a passagem de grandes substâncias, tais como proteínas e polímeros da glucose (icodextrina).

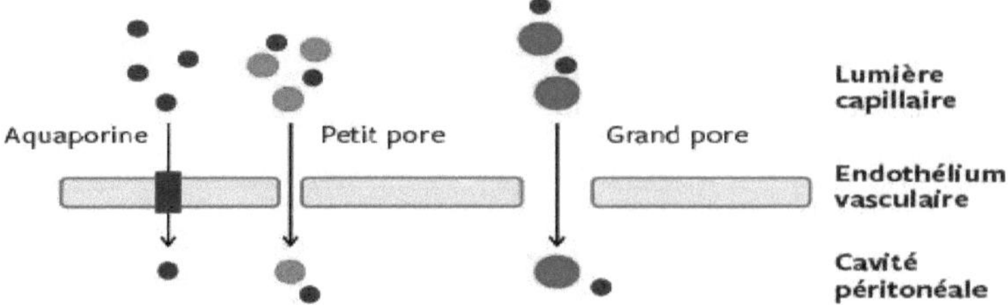

Figura 3: Modelo com três poros

Cada peritônio é único, o que explica a grande variabilidade entre os pacientes, na verdade a distribuição dos poros é diferente entre os indivíduos e condiciona a natureza do peritônio, seja hiper ou hipo permeável (mais detalhes no capítulo Explorações).

2.   Familiarize-se com o material :
a)   O cateter peritoneal:

O cateter peritoneal é um cateter permanente, que pode permanecer no lugar por muitos anos, na ausência de complicações.

O cateter ideal deve garantir um bom fluxo de dialisante durante a infusão e drenagem sem fugas e minimizar o risco de infecções peritoneais.

Os cateteres mais utilizados são os cateteres de punho duplo TENCKHOFF (um interno para fixação ao peritônio e outro externo no túnel subcutâneo) e os cateteres de pescoço de cisne ou reto. (**Figura 4**)

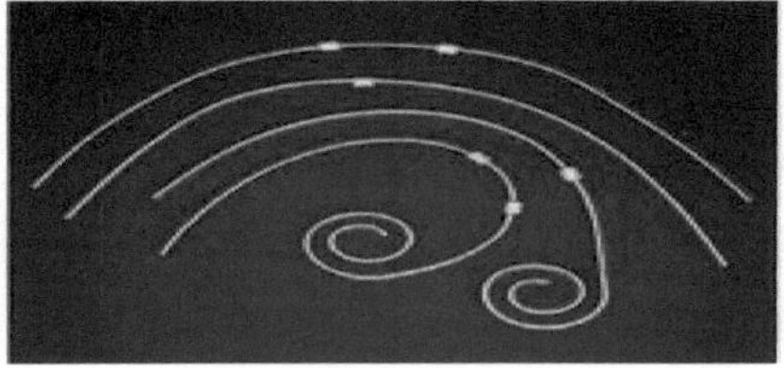

Figura 4: Cateter peritoneal 13

O cateter peritoneal crônico compreende uma porção intra e extra peritoneal (**Figura 5**), esta última compreendendo uma parte subcutânea que permite a ancoragem do cateter pelo manguito, e uma parte externa para além do orifício de emergência, preferencialmente orientada para baixo em adultos e crianças com mais de 3 anos (subumbilical), de modo a permitir a evacuação permanente das secreções favorecidas pela gravidade; para crianças com menos de 3 anos de idade, a saída é preferencialmente supra-umbilical para evitar o contacto do cateter com as fraldas.

A extremidade interna do cateter é colocada no beco sem saída do Douglas, que é a parte mais inclinada da cavidade, permitindo assim uma drenagem óptima. Os cateteres de pescoço de cisne são mais estáveis nesta posição do que os cateteres rectos, evitando assim eficazmente o deslocamento e o mau funcionamento.

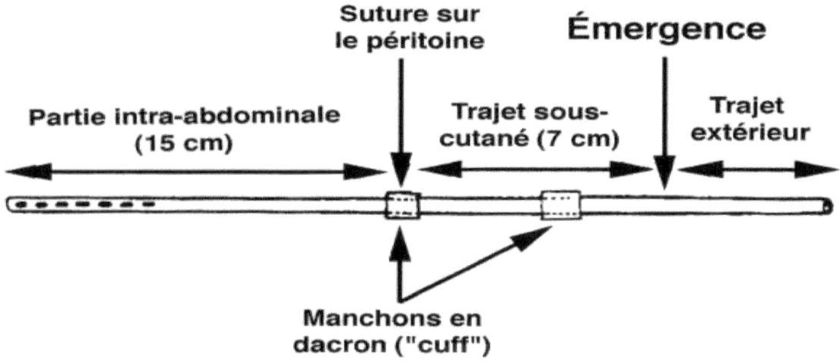

Figura 5: Diferentes partes do cateter peritoneal.

A escolha do tamanho do cateter deve ser adaptada à idade e mais precisamente à altura do paciente, corresponde à distância estimada entre o umbigo e o cul de sac de Douglas, que varia de acordo com o tamanho do indivíduo, ao qual adicionamos o comprimento do trajeto subcutâneo e a porção externa do cateter:

-       O recém-nascido: 32 cm.
-       Bebé: 37 cm.
-       Criança: 42cm.
-       A criança grande: 57 cm.
-       Adulto: 62 cm.

Um abdômen despreparado deve ser realizado após a colocação do cateter para verificar se o cateter está no lugar, ou seja, no cul de sac de Douglas.

O Dialysat:

Existem soluções de diálise peritoneal em várias concentrações de glicose, embaladas em sacos plásticos transparentes, com uma composição bem estudada

(**Tabela I**). Na Argélia, o CAP é apresentado com dois sacos ligados por túbulos, um cheio com 2 litros de dialisado e o outro vazio permitindo a drenagem do líquido intraperitoneal. Existem vários tipos de sacos de DP que diferem de acordo com vários parâmetros:

1) a natureza do agente osmótico utilizado:

a.   Glicose

b.   Poli maltose (extraneal)

c.   Aminoácidos (Nutrineal)

A glicose não é um agente osmótico ideal mesmo que seja o mais barato, pois atravessa facilmente o peritoneu, é absorvida no sangue e depois metabolizada pelo organismo, os produtos de degradação da glicose atacam o peritoneu e aceleram a sua fibrose.

A Icodextrina, devido ao seu grande tamanho, induz o deslocamento de água através de pequenos poros; isto leva a uma maior depuração dos solutos de baixo peso molecular. Ele aumenta a UF durante longos períodos de estase até 12 horas para CAPD (estase noturna), até 16 horas para DPA (estase diurna), portanto não deve ser usado para tempos de contato curtos, sua eficiência de UF é semelhante à glicose hipertônica enquanto diminui a carga de glicose.

Nutrineal® é uma solução PD de 15 aminoácidos a 1,1%, equivalente a uma solução isotónica em termos de ultrafiltração e depuração de pequenos solutos. Tem a vantagem de compensar as perdas proteicas (4 a 6 g/dia de albumina) e pode melhorar o estado nutricional em pacientes mal nutridos e durante episódios de peritonite, no entanto os aminoácidos não são mais eficazes do que a glicose como agente osmótico. Nutrineal® deve ser prescrito a uma taxa de um saco por dia em CAPD, e prescrito a uma taxa de um saco por noite em APD.

2) a concentração do agente osmótico, neste caso, glicose:

a.   Isotônico (13g/L)

b.   Intermediário (22,7g/L)

c.   Hipertônico (38,6g/L)

Quanto maior a concentração de glicose, maior a pressão osmótica, o que leva à remoção de fluidos adicionais, mas as soluções hipertónicas também são mais agressivas para o peritoneu.

3) a natureza da substância tampão:

a. Extraneal (Lactato 40 mmol ph : 5,5)

b. Physioneal (bicarbonato 25 mmol/Lactato 15 mmol/L

O PH ácido das bolsas Extraneal e Glucose agredem o peritoneu a longo prazo, o que condiciona a sobrevivência da técnica; falamos de bio-incompatibilidade.

Existem dois tipos de embalagem: a com um compartimento (ácido: pH 5,5), que é a única disponível na Argélia, e a com dois compartimentos (**Figura 6- 7**).

Para sacos bicompartimentados, um contém a solução alcalina do tampão, o outro contém a solução ácida à base de glicose e eletrólitos, a mistura dos dois após o contato permite obter a solução pronta para o uso. Esta separação evita a formação de produtos de degradação da glicose durante a esterilização térmica (caramelização) e permite obter soluções extemporaneamente a pH fisiológico (pH 7 a 7,4).

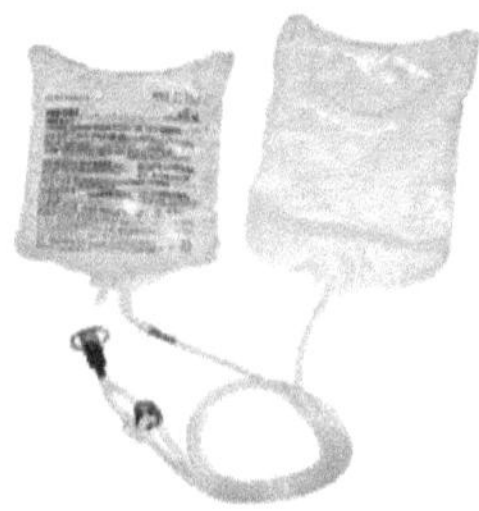

Figura 6: Sistema de compartimento único compartimento duplo

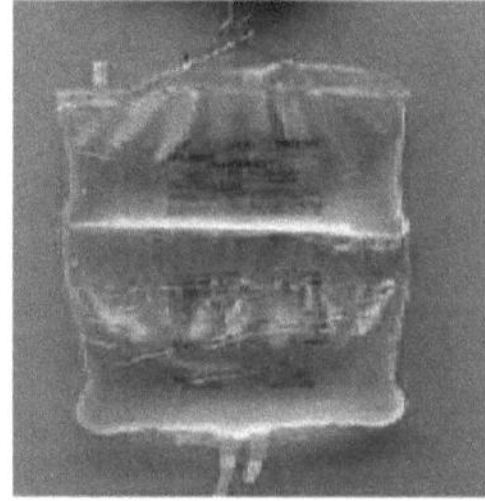

Figura 7: Sistema de

A escolha do dialisado dependerá dos recursos disponíveis mas também das necessidades de cada paciente, em termos de ultrafiltração (concentração de glicose, Icodextrina), estado de desnutrição ou inflamação (Nutrineal), preservação da membrana peritoneal (Physioneal), e equilíbrio fosfocócico

(concentração líquida de cálcio 1,25 se PTH baixa-1,75 mmol/l se PTH alta).

b) Extensores ou linhas de extensão :

Representa um tubo que adaptamos à porção externa do cateter permitindo-nos ligar este último aos sacos PD, para cada marca de fornecedor de sacos de dialisate existe um extensor específico, na Argélia existem dois laboratórios

Baxter e Fresenius. (**Figura 8**).

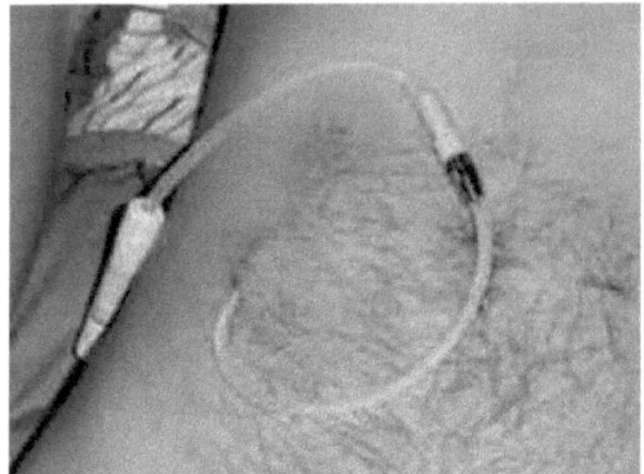

Figura 8: Extensor

c)   Rolhas:

Permite uma vedação esterilizada e hermética na extremidade do tubo de extensão, a tampa deve ser substituída após cada utilização. (**Figura 9**)

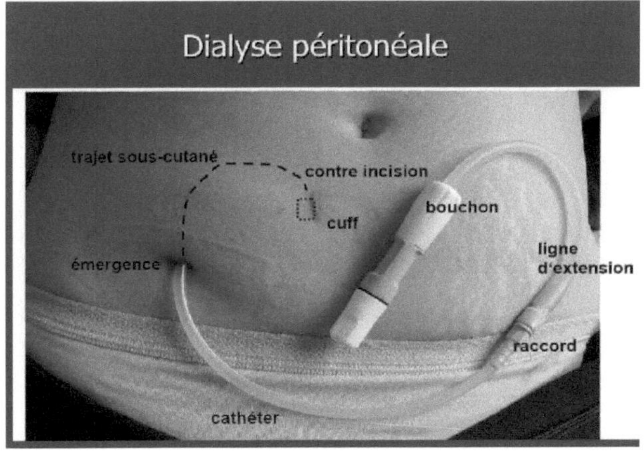

Figura 9: Partes visíveis de materiais de DP

d)   Balança de bolso:

Isto permite-nos controlar a quantidade exata infundida ao paciente. (**Figura 10**)

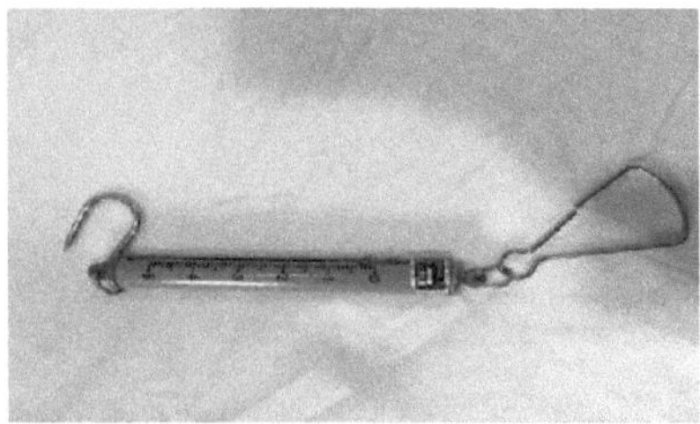

Figura 10: Escala de bolso

3.   Dominar as diferentes técnicas de DP:

a)   CAPD (diálise peritoneal ambulatorial contínua): Diurno e manual o paciente é autônomo com um sistema de saco único, consiste em :
*   4 intercâmbios (3 diurnos + 1 noturnos)
*   Muitas vezes às 8:00 / 12:00 / 16:00 / 20:00
*   7 dias por semana
*   Dê 15 a 30 minutos para cada manipulação (drenagem + infusão).

Cada intercâmbio inclui (**Figura 11**):

*   Drenagem: Para drenar a cavidade peritoneal do líquido em estase desde a última troca, o saco vazio deve ser colocado em uma posição baixa e a pinça que fecha a linha ou o extensor deve ser aberta; por gravidade, o dialisado deve fluir da cavidade abdominal para o saco vazio.
*   Infusão: O novo saco de dialisado é pendurado num ponto alto, permitindo que seja esvaziado por gravidade na cavidade peritoneal após a abertura da pinça de linha ou do extensor.
*   Stasis: Este é o período durante o qual o líquido de diálise permanece no lugar na cavidade peritoneal. Este período é importante porque as trocas acontecem.

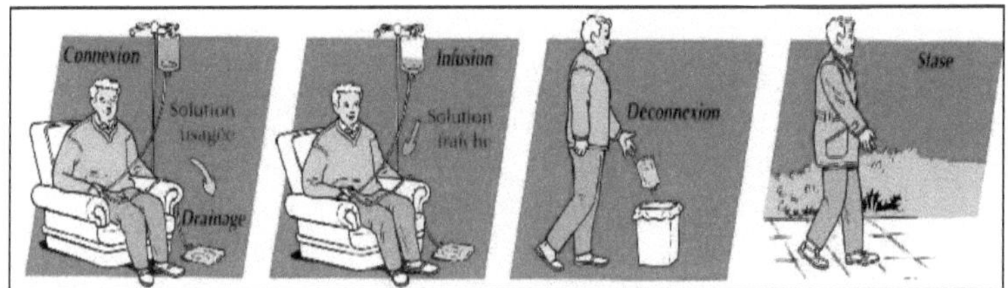

Figura 11: Processo de uma troca CAPD

b) APD (diálise peritoneal automatizada):

A utilização de uma máquina permite a entrega de maiores quantidades de dialisado durante a realização automática de trocas, pelo que é possível utilizar uma máquina para aumentar a eficiência da DP e para ajudar o paciente a realizar as trocas.

O ciclador (**Figura 12**) é uma máquina que gere automaticamente as trocas de acordo com um programa pré-estabelecido e é adequado para o tratamento em casa.

O paciente liga a sua extensão ao dispositivo, que está equipado com um número suficiente de sacos para toda a sessão, ou seja, 15 a 25 L.

O ciclista cuida de todas as etapas da diálise: drenagem, aquecimento, infusão. A máquina distribui os ciclos enquanto o paciente dorme, calcula as quantidades de solução injectada e depois de drenada a diálise, sincroniza as trocas e controla o progresso do tratamento; a sessão de diálise dura de 8 a 12 horas.

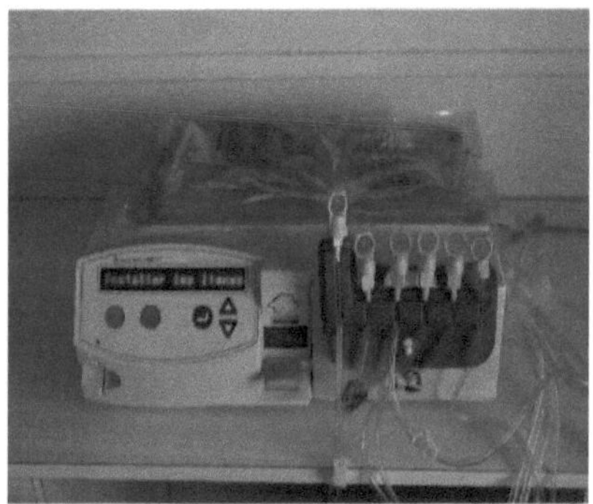

Figura 12: Cycler.

Existem várias opções na DPA:

-         A DPA Intermitente consiste em vários ciclos à noite fornecidos pelo ciclista, com o estômago vazio pela manhã.

-         O DPA cíclico contínuo consiste em vários ciclos à noite fornecidos pelo ciclista, com a barriga cheia pela manhã resultando numa longa estase diurna.

-         O DPA cíclico contínuo otimizado consiste em vários ciclos à noite fornecidos pelo ciclista, com a barriga cheia pela manhã, resultando em uma longa estase diurna, à qual é adicionado um curto ciclo diurno manual.

4.   Integrar as regras da primeira prescrição:

A regra é sempre começar com CAPD, mesmo que o paciente esteja a planear submeter-se a uma DPPA, a fim de verificar o funcionamento do cateter, familiarizar o paciente e a sua comitiva com este tipo de diálise e, sobretudo, ter em conta que os pacientes submetidos a uma DPPA que compliquem uma peritonite serão automaticamente transferidos para CAPD a fim de receberem um tratamento intraperitoneal contínuo.

O ideal é que a primeira prescrição seja :

-                        no caso em que a função

A excreção renal residual está presente em 3 trocas por dia de 2 litros para adultos e 30 ml/kg para crianças, a primeira às 8 horas da manhã com uma dialisação à base de glucose e uma estase de 4 horas, a segunda ao meio-dia com uma dialisação à base de aminoácidos e uma estase de 8 horas, e a última às 20 horas com uma dialisação à base de icodextrina e uma estase de 12 horas.

-                        no caso em que a função

A função renal residual está ausente em 4 trocas diárias de 2 litros para adultos e 30 ml/kg para crianças, a primeira às 8 horas da manhã com diálise à base de glucosato e uma estase de 4 horas, a segunda ao meio-dia com diálise à base de aminoácidos e uma estase de 4 horas, a terceira às 16 horas com diálise à base de glucosato e uma estase de 4 horas, e a última às 20 horas com diálise à base de icodextrina e uma estase longa de 12 horas

Esta primeira prescrição será modificada caso a caso após avaliação no 15º dia pelos testes de DP (ver capítulo sobre a qualidade da diálise).

Na Argélia, devido à falta de Nutrineal, a primeira prescrição contém apenas bolsas de glucose e Icodextrina, com um esquema de 04 trocas por dia (03 de dia com bolsas de glucose isotónica e uma de noite com icodextrina).

5.   Saber como detectar e tratar complicações:

As complicações podem ser precoces, ocorrendo dentro de 4 semanas após o implante, ou tardias, ocorrendo 4 semanas depois.

Complicações precoces estão frequentemente relacionadas com a localização do cateter, enquanto complicações tardias estão relacionadas com múltiplos fatores que não o procedimento cirúrgico.

a)   Complicações mecânicas :

i.   Relacionado ou ao mau funcionamento do cateter peritoneal, ou ao aumento da pressão intraperitoneal.

Podem estar relacionados com o aumento da pressão intraperitoneal como :

Hérnias: Qualquer hérnia na parede abdominal deve ser corrigida cirurgicamente antes de iniciar o tratamento de diálise peritoneal. Isto porque as hérnias irão piorar devido ao aumento da pressão intraperitoneal causada pela presença de dialisado na cavidade. As hérnias mais frequentemente encontradas após o tratamento de diálise peritoneal são incisionais, umbilicais ou inguinais. Uma opinião cirúrgica é essencial com vista à redução cirúrgica da hérnia.

Fuga dialisada: Esta complicação pode aparecer cedo após um início demasiado rápido da DP ou mais tarde causada por tracção no cateter ou por um aumento da pressão intraperitoneal. Recomenda-se uma interrupção de 10 dias, uma retomada lenta e progressiva da DP com uma quantidade de dialisado infundido reduzida a 50 ml/kg por troca é a regra. A quantidade deve ser aumentada com muito cuidado, de acordo com a clínica.

Encarceramento do omentum: uma complicação extremamente dolorosa, especialmente no momento da drenagem com um líquido com coloração de sangue, corresponde a um

encarceramento do omentum nos orifícios do cateter com risco de necrose, primeiro tente uma infusão forçada na esperança de libertar o omentum se não for necessário substituir o cateter.

ii.   Relacionado ao mau funcionamento do cateter peritoneal :

-    **A drenagem não é possível:**

A falha na drenagem (obstrução unidireccional) é o problema mais comum e caracteriza-se pela incapacidade de esvaziar a cavidade peritoneal. As causas desta complicação podem ser a presença de sangue ou detritos de fibrina na luz do cateter, o enrolamento do cateter por laços intestinais preenchidos com material em caso de obstipação, ou o deslocamento da extremidade proximal do cateter para fora da pélvis.

-    A injeção não é possível :

A incapacidade de injecção deve-se quer a uma dobra no cateter, muitas vezes no seu percurso subcutâneo, quer à presença de detritos no seu lúmen.

O tratamento da disfunção do cateter inclui: uma mudança de posição corporal no momento das trocas (deitado de lado, agachado, etc.), um laxante em caso de obstipação, enxaguando o cateter com uma solução heparinizada de soro fisiológico isotônico. Se estas manobras falharem, é então possível tentar injectar agentes fibrinolíticos no cateter e deixá-los actuar durante 1 hora, e se necessário substituir o cateter.

b)   Complicações infecciosas:

i.   Infecções do orifício :

É definido pela presença de um corrimento purulento; e pode ser suspeito se houver vermelhidão peri-orificial, edema ou dor.
O isolamento de um germe associado à presença de pus requer cuidados locais e antibioticoterapia local (piostatina), durante 10 a 15 dias, na ausência de tratamento precoce há um grande risco de extensão para a tunelite ou mesmo peritonite.

ii.   Tunnelite :

Corresponde a um verdadeiro abscesso localizado entre as duas mangas do cateter. Requerendo um curso de antibióticos de 15 dias, adaptado ao germe isolado pelo esfregaço.

iii.   Peritonite :

A peritonite é secundária à introdução de germes no dialisado, secundária a um erro de manipulação, infecção de emergência, má higiene, ou por contingência digestiva, a origem hematológica é muito mais rara.

Qualquer fluido de drenagem turva deve ser considerado a priori como peritonite, a ser confirmado pela citologia do dialisado (mais de 100 células/mm3 incluindo pelo menos 50% de neutrófilos) e cultura do fluido. Deve ser instituída uma antibioticoterapia dupla de acordo com o antibiograma

(Tabela II), geralmente visamos o tratamento probabilístico enquanto aguardamos a cultura do estafilococo epidermidis (cefalosporina 1ª geração + aminosídeo) por via intra-peritoneal por um período de 7 a 21 dias ao qual adicionamos heparina sódica 2500 UI / saco durante os primeiros 48 H para evitar a formação de coágulos de fibrina A evolução é marcada por uma resposta clínica em 24 horas, resposta bacteriológica em 3 dias e o desaparecimento de leucócitos em 7 dias.

A peritonite repetida expõe o risco de aderências e danos permanentes da membrana, o que pode impedir a continuação da técnica.

Três tipos de peritonite devem ser destacados:
1-   A peritonite do cogumelo é difícil de diagnosticar (culturas longas em meios específicos) e especialmente difícil de esterilizar, mesmo com a nova geração de antimicóticos.
2-   A peritonite fecal, uma emergência grave na DP, requer uma limpeza peritoneal e um fim definitivo da técnica.
3-   Esclerose crónica e peritonite encapsuladora:
É uma complicação rara, mas grave, uma fibrose peritoneal difusa que envolve a formação de uma neomembrana que envolve firmemente a ansae intestinal e as envolve em uma gangue fibrosa formando um casulo. Clinicamente, pode ocorrer em pacientes com DP com hemodiálise ou transplante renal, especialmente aqueles colocados em ciclosporina, com episódios sub-oclusivos, inflamação crônica e desnutrição. O tratamento envolve parar a DP e transferir para a DH, a terapia de baixa dose de corticosteróides reduziria as aderências e facilitaria a cirurgia, mas o prognóstico continua pobre.

	Intermittent (1 exchange daily)	Continuous (all exchanges)
Aminoglycosides		
Amikacin	2 mg/kg daily (252)	LD 25 mg/L, MD 12 mg/L (253)
Gentamicin	0.6 mg/kg daily (254)	LD 8 mg/L, MD 4 mg/L (255,256)
Netilmicin	0.6 mg/kg daily (233)	MD 10 mg/L (257)
Tobramycin	0.6 mg/kg daily (253)	LD 3 mg/kg, MD 0.3 mg/kg (258,259)
Cephalosporins		
Cefazolin	15–20 mg/kg daily (260,261)	LD 500 mg/L, MD 125 mg/L (254)
Cefepime	1,000 mg daily (262,263)	LD 250–500 mg/L, MD 100–125 mg/L (262,263)
Cefoperazone	no data	LD 500 mg/L, MD 62.5–125 mg/L (264,265)
Cefotaxime	500–1,000 mg daily (266)	no data
Ceftazidime	1,000–1,500 mg daily (267,268)	LD 500 mg/L, MD 125 mg/L (236)
Ceftriaxone	1,000 mg daily (269)	no data
Penicillins		
Penicillin G	no data	LD 50,000 unit/L, MD 25,000 unit/L (270)
Amoxicillin	no data	MD 150 mg/L (271)
Ampicillin	no data	MD 125 mg/L (272,273)
Ampicillin/Sulbactam	2 gm/1 gm every 12 hours (274)	LD 750–100 mg/L, MD 100 mg/L (253)
Piperacillin/Tazobactam	no data	LD 4 gm/0.5 gm, MD 1 gm/0.125 gm (275)
Others		
Aztreonam	2 gm daily (242)	LD 1,000 mg/L, MD 250 mg/L (243,244)
Ciprofloxacin	no data	MD 50 mg/L (276)
Clindamycin	no data	MD 600 mg/bag (277)
Daptomycin	no data	LD 100 mg/L, MD 20 mg/L (278)
Imipenem/Cilastatin	500 mg in alternate exchange (244)	LD 250 mg/L, MD 50 mg/L (236)
Ofloxacin	no data	LD 200 mg, MD 25 mg/L (279)
Polymyxin B	no data	MD 300,000 unit (30 mg)/bag (280)
Quinupristin/Dalfopristin	25 mg/L in alternate exchange[a] (281)	no data
Meropenem	1 gm daily (282)	no data
Teicoplanin	15 mg/kg every 5 days (283)	LD 400 mg/bag, MD 20 mg/bag (229)
Vancomycin	15–30 mg/kg every 5–7 days[b] (284)	LD 30 mg/kg, MD 1.5 mg/kg/bag (285)
Antifungals		
Fluconazole	IP 200 mg every 24 to 48 hours (286)	no data
Voriconazole	IP 2.5 mg/kg daily (287)	no data

LD = loading dose in mg; MD = maintenance dose in mg; IP = intraperitoneal; APD = automated peritoneal dialysis.

[a] Given in conjunction with 500 mg intravenous twice daily (281).

[b] Supplemental doses may be needed for APD patients.

Quadro II: Sociedade Internacional de Diálise Peritoneal de 2017

diál
ise peritoneal para o tratamento da peritonite na DP.

c) **Complicações relacionadas a alterações em   membrana peritoneal :**

i.   Perda por ultrafiltração :

A perda da ultrafiltração (UF) é a principal consequência de alterações morfológicas do peritônio após ataques infecciosos e produtos de degradação da glicose. Compromete o equilíbrio da água e do sódio e aumenta a morbidade e a mortalidade, particularmente no sistema cardiovascular.

ii.   Hemoperitoneum :

Uma pequena quantidade de hemoperitôneo é muito comum dentro de horas após o implante do cateter peritoneal e geralmente ocorre dentro de 24-48 horas. Não é necessário nenhum tratamento especial, se o hemoperitôneo persistir ou piorar, então é razoável suspeitar que um vaso na parede ou um visco possa ter sido ferido durante as manobras de inserção do cateter.

iii.   Pneumoperitoneum :

A presença de pequenas quantidades de ar no peritônio é uma ocorrência bastante freqüente, o pneumoperitônio é geralmente assintomático, a origem do ar é na maioria das vezes externa. Neste caso, nenhum tratamento particular deve ser aplicado, mas a situação é bem diferente quando a origem do pneumoperitônio é endógena devido a uma perfuração de um órgão oco (trato digestivo), neste caso o tratamento cirúrgico adequado à perfuração intestinal é aplicado.

d)   Complicações metabólicas :

A carga diária de glicose no dialisado, especialmente em bolsas hipertônicas, é freqüentemente responsável por hipergliceridemia, obesidade, hiperinsulinismo e intolerância à glicose ou diabetes mellitus.

Foram relatados distúrbios lipoproteicos, incluindo uma diminuição do colesterol HDL e, portanto, um aumento do risco de ateroma.

Durante a DP há uma perda de proteína (5-15 gr por dia) aumentada por episódios de peritonite, uma ingestão suficiente de proteína (1,2-1,5 gr/kg/dia) associada aos sacos de Nutrineal é necessária para evitar a subnutrição.

6.   Como julgar um peritoneu :

Cada peritônio tem suas próprias características, em termos de ultrafiltração e purificação, que influenciam fortemente a prescrição médica.
O estudo da permeabilidade peritoneal é baseado em dois testes

- **O PET (Teste de Equilibração Peritoneal):**

Segundo Twardowski, é realizado com 2 L de solução semi-hipertônica (glicose 25 g/L) durante um período de quatro horas. É imperativo usar a mesma solução durante a longa estase nocturna antes do teste. É estudada a relação entre a concentração de dialisado e plasma (D/P) de substâncias que aparecem na cavidade peritoneal (ureia, creatinina, fósforo), e aquelas que desaparecem (D/Do) como a glicose, no tempo 0 (início da diálise), na segunda hora e na quarta hora. Quatro tipos de permeabilidade peritoneal podem ser distinguidos, desde a hipopermeabilidade franca ou moderada até à hiperpermeabilidade moderada ou franca (**Figura 13**).

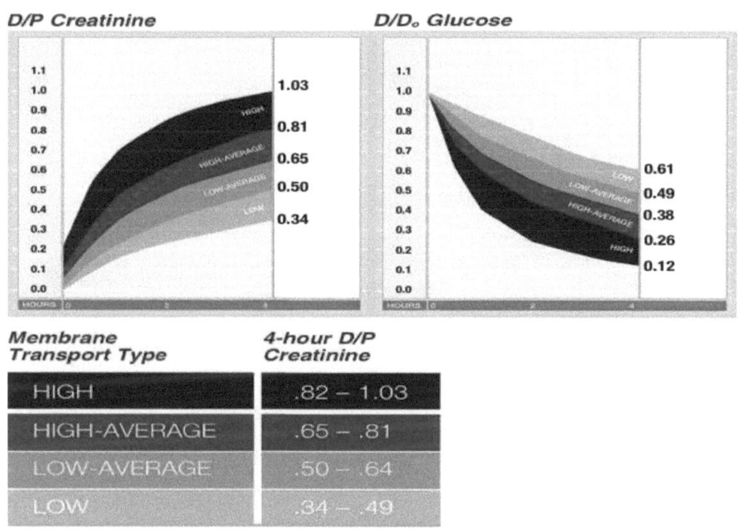

- **O APEX: exame de equilíbrio peritoneal acelerado** Segundo Verger, também aprecia a ultrafiltração da rede e a peneiração do sódio, testemunhando a transferência de água livre, é realizada usando uma solução hipertônica (glicose 40 g/L) durante um período de duas horas.

As curvas APEX de uréia cruzadas com a curva de decaimento da glicose é a referência, expressa em porcentagem, as curvas se cruzam em um determinado tempo ou tempo APEX (normal 65 ± 30 minutos).

O tempo APEX é aumentado em caso de hipopermeabilidade, diminuído em caso de hiperpermeabilidade (**Figura 14**).

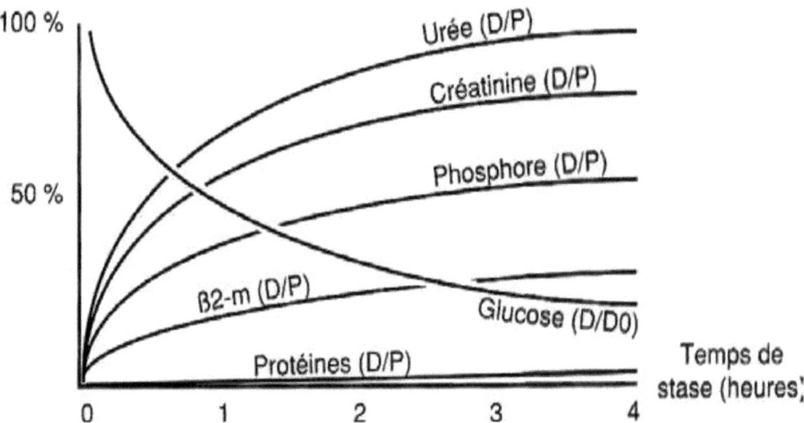

Figura 14: Teste APEX

No total :

O peritoneu hipo permeável tem um fraco poder purificador, mas ao mesmo tempo, graças a esta hipo permeabilidade, há muito pouca absorção de glicose, daí uma manutenção do gradiente osmótico e uma boa ultrafiltração através das aquaporinas. Para estes pacientes é imperativo maximizar a qualidade da diálise, propondo longos stases, se forem anúricos é necessário o Switch to hemodialysis.

O peritônio hiperpermeável tem um excelente poder purificador, mas ao mesmo tempo essa hiperpermeabilidade gera uma liberação significativa e rápida de glicose, resultando em uma diminuição do gradiente osmótico e uma rápida perda de ultrafiltração. Para esses pacientes é imperativo maximizar a qualidade da diálise propondo a estase curta, eles são excelentes candidatos à DPA.

V.   A qualidade da diálise :

Para além da prescrição, a qualidade da diálise depende de dois factores: 1- a qualidade do peritoneu (ver capítulo correspondente).

2- A quantidade de dialisado tolerada pelo paciente: determinada pela pressão intra-peritoneal Esta é usada para avaliar a tolerância do volume intra-peritoneal e é, portanto, um auxílio na prescrição do volume de infusão. O princípio é o mesmo da pressão venosa periférica, baseado na medição da altura da elevação do dialisado na linha de drenagem que forma um ângulo recto desde a linha axilar média até à haste (sendo o saco de drenagem fixado para cima), para um determinado volume de dialisado intraperitoneal (Figura 15).

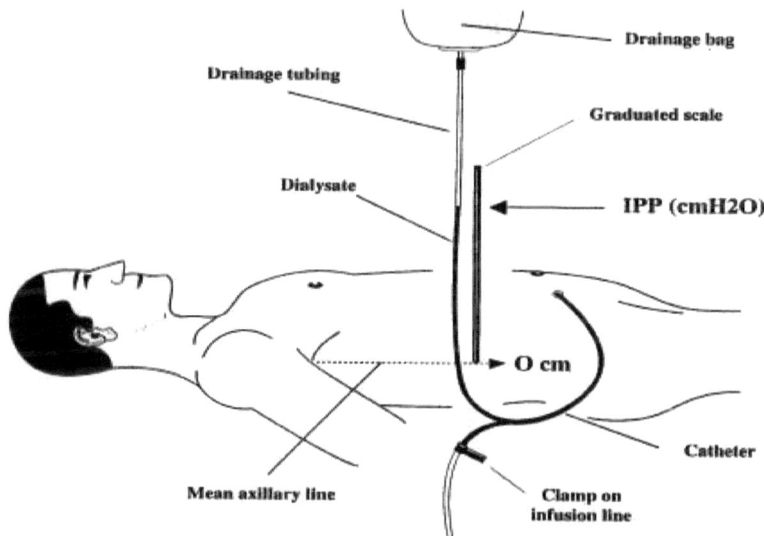

Figura 15: Teste de pressão intraperitoneal

O PAI normal de um adulto é de 12 +/- 2cm H2O para um volume intra-peritoneal de 2 litros.

O PPI aumenta linearmente 2cm H2O por litro adicional intraperitonealmente (Tabela III).

Um valor de PAI < 18cm H2O corresponde a um volume intraperitoneal que é geralmente bem tolerado por um paciente sem insuficiência cardíaca ou respiratória.

Um valor P.I.P. > 18cm H2O é frequentemente mal tolerado clinicamente (distúrbios do sono, náuseas, vómitos, polipneia, dores abdominais).

A utilização de volumes de diálise que dão um P.I.P. abaixo do padrão assegura uma ultrafiltração óptima e minimiza a reabsorção linfática.

P.I.P. medido com um volume intraperitoneal de 2 litros	Volume máximo a ser prescrito
< 14 cm H2O	3 litros
15 cm H2O	2,5 litros
16 cm H2O	2 litros
17 cm H2O	1,5 litros
18 cm H2O	1 litro

Tabela III: Volume máximo intraperitoneal de acordo com PIP

Para avaliar a qualidade da diálise peritoneal, a dose de diálise deve ser calculada
Isto torna possível afirmar que a diálise é "adequada", ou seja, que corresponde a uma dose mínima de diálise com influência favorável sobre a morbimortalidade.

Para isso, três parâmetros devem ser avaliados

a)   **Função renal residual :**

Desempenha um papel importante, corresponde à taxa de filtração glomerular avaliada pela soma das libertações renais semanais de ureia e creatinina, dividida por 2. saber que :

VI.   **Depuração semanal de creatinina renal=**
(creatinina urinária/ creatinina do sangue) x diurese em litros x 7.

VII.   **Desobstrução semanal da ureia renal=**
(Urina ureia/sangue ureia) x diurese em litros x 7.
É mantido por mais tempo em diálise peritoneal do que em hemodiálise. Ela determina a modalidade de diálise peritoneal, com prescrição preferencial de

DPA se o FRR for reduzido (<2 ml/minuto).

b)   Depuração total de creatinina :

Obtido pela soma da depuração renal e peritoneal de creatinina.

Exige uma recolha rigorosa da urina e de todo o dialisado drenado durante 24 horas, sendo expresso em litros por semana e por 1,73 m2 de superfície corporal.

Depuração semanal total de creatinina = depuração renal + peritoneal de creatinina.
Sabendo que :

VIII.   Depuração semanal de creatinina peritoneal =

(creatinina dialisada 24 h / creatinina sanguínea) x volume drenado 24 horas em litros x 7.
O resultado obtido a partir da depuração total semanal de creatinina deve ser reportado a 1,73 m2 (ou seja, o resultado x 1,73 / área de superfície corporal).

c)   O KT/V de ureia :

Representa a relação entre a soma do clearance semanal de uréia renal e peritoneal e o volume total de água corporal expressa em litros. Esta última pode ser avaliada utilizando várias fórmulas, incluindo a de Watson, tendo em conta a idade, altura e peso corporal, mas é frequentemente equiparada a 58% do peso corporal.

(Ureia em 24 h dialisado + ureia urinária em 24 h urina) / Ureia sanguínea x 7, reportada a 58% (portanto o resultado x 58 / 100).

IX.   Diálise adequada :

Recomenda-se que o desempenho da membrana peritoneal e os critérios para uma diálise adequada sejam avaliados um mês após o início do tratamento, e depois a cada 6-12 meses, a menos que surjam complicações.

A adaptação da dose de diálise leva em conta a condição clínica do paciente, a função renal residual e a necessidade de alcançar os objetivos definidos (Tabela IV).

	ULTRAFILTRAÇÃO	TRATAMENTO DIALÍTICO
Tempo de contacto curto	manutenção do gradiente osmótico	redução do tempo de difusão
Tempo de contato Longo	perda do gradiente osmótico	aumento do tempo de difusão
Baixo Volume Intraperitoneal	queda na carga de glicose PIP baixo	diminuição do volume de difusão
Grande Volume Intraperitoneal	⬆ aumento da carga de glicose ⬇ PIP elevado	⬆ aumento do volume de distribuição

Tabela VI: Influência do tempo de estase e do volume intraperitoneal na qualidade da diálise

O KT/V semanal de uréia deve ser maior que 2.0 no CAPD e 2.2 no APD,

A depuração total semanal de creatinina deve ser superior a 60 L/semana por 1,73 m2 de superfície corporal.

A uréia KT/V é preferível em casos de função renal residual, enquanto o clearance total de creatinina é mais confiável em sujeitos anuricos.

O programa de diálise peritoneal é adaptado de acordo com o grau de permeabilidade peritoneal:

- Em caso de hiperpermeabilidade, são recomendados ciclos curtos na DPA.
- Em caso de hipopermeabilidade, são prescritos longos ciclos de DPCA.

No entanto, se a FIR for inferior a 2 ml/minuto num doente com uma superfície corporal superior a 2 m2 , apenas a transferência para hemodiálise pode alcançar uma diálise adequada.

V.   Características especiais da diálise peritoneal em crianças :

A diálise peritoneal é a técnica de diálise extrarrenal mais fácil de implementar na população pediátrica, mesmo em crianças muito pequenas.

No entanto, há algumas particularidades que devem ser levadas em consideração:

-      O peritoneu :
A área total de superfície do peritônio é globalmente proporcional ao peso e altura do indivíduo, sendo estimada em 383 a 450 cm^2/kg de peso corporal em crianças, o dobro do peso de adultos: 177 a 284 cm/kg, o que torna as crianças excelentes candidatas à DP.
O peritoneu das crianças é hiperpermeável.

-      O cateter :
A escolha do cateter peritoneal deve responder às necessidades variáveis das crianças, à sua idade, à sua autonomia (limpeza, marcha) e às deficiências associadas.

O cateter peritoneal tipo Tenckhoff é o mais comumente usado em pediatria. Está disponível com uma ou duas algemas e um comprimento intraperitoneal variável de 6,2 a 15 cm. A ponta intra-abdominal é preferencialmente enrolada.
O tamanho do cateter depende da idade:
- Em recém-nascidos: 32 cm
- Em bebés: 37 cm
- Em crianças: 42 cm
- Para crianças maiores: 57 cm

-      Técnica cirúrgica :

A inserção é cirúrgica, a partir de uma porta de entrada da pele, localizada supra-umbilicamente com posicionamento da ponta intraperitoneal do cateter no beco sem saída de Douglas, mas para-medial.

A saída cutânea do cateter é influenciada pela aquisição de limpeza, enquanto a criança estiver usando fraldas, a saída do cateter é no sentido lateral ou craniano, mas em caso de aquisição de limpeza a direção é caudal, evitando as áreas dobradas.

A colocação do cateter é preferencialmente à esquerda, a fim de deixar a fossa ilíaca direita livre para um enxerto renal e beneficiar da peristalse descendente do cólon esquerdo, o que favorece a manutenção do cateter no fundo da cavidade peritoneal.

-       Volume de dialisado intraperitoneal :
A prescrição de VIP em pediatria permanece relativamente empírica 30 a 50 ml/kg ou 600 a 1200 ml/m².

O volume prescrito é menor em bebés e recém-nascidos do que em crianças mais velhas, e é menor na posição de pé (CAPD) do que na posição supina (APD).

É necessário um período de adaptação para a tolerância de um VIP, seu aumento deve ser progressivo, especialmente no período pós-operatório.

O excesso de volume é um fator de morbidade que causa dor, dispneia, hidrotórax, hérnia, hidrocele vaginal, refluxo gastro-esofágico com anorexia e perda de ultrafiltração devido à drenagem linfática.

-       Complicações:

A frequência de hérnias é alta, especialmente em meninos pequenos (orifício peritoneovaginal: hérnia escrotal ou hidrocele). A ligação do canal peritoneo-vaginal é muitas vezes necessária.

-       As técnicas utilizadas:

A DPA com um ciclista e sessão noturna é a modalidade mais frequentemente prescrita, para preservar a escolaridade mas também porque o peritoneu das crianças é do tipo hiper-permeável que requer tempos de estase curtos e numerosas trocas, isto é facilitado pela técnica DPA automatizada.

A DP permite que o abdómen da criança esteja preparado para receber um enxerto, maximizando assim a taxa de câmbio da criança através da redução do tempo de espera.

X.   Conclusão:

A diálise peritoneal é uma técnica de purificação à medida, adaptada e personalizada às necessidades de cada paciente, mas requer um acompanhamento rigoroso por um nefrologista experiente.

Termino este manuscrito, que espero o ajude a dominar a diálise peritoneal, com uma frase que o meu mestre, Prof. Rayane Tahar, me dizia e que ecoava no meu coração: "A **diálise peritoneal é uma técnica de segunda escolha destinada a doentes de terceira escolha e praticada por nefrologistas de primeira escolha**.

Referências:

1-   Schellartz I, Mettang S, Shukri A, Scholten N, Pfaff H, Early Referral to Nephrological Care and the Uptake of Peritoneal Dialysis. An Analysis of German Claims Data Int J Environ Res Santé Publique. 7 Agosto 2021

2-   Balafa O, Duni A, Tseke P, Rapsomanikis K, Pavlakou P, Ikonomou M, Tatsis V, Dounousi E. Sobrevivência da Função da Membrana Peritoneal em Soluções de Diálise Biocompatíveis em uma Coorte de Diálise Peritoneal Avaliada por um Novel Test J Clin Med. 2021 Ago 18

3-   Sachar M, Shah A. Epidemiologia, Manejo e Prevenção de Infecções do Local de Saída em Pacientes em Diálise Peritoneal. Ther Apher Dial. 2021 Ago 26.

4-   Sachdeva B, Zulfiqar H, Aeddula NR. Diálise Peritoneal 2021 Ago 13. Em: StatPearls

5-   Mettang T. Lebeaux, D. e M. Touam, *[infecções relacionadas com diálise peritoneal]*. Rev Prat, 2014.

6-   Teixido-Planas, J., et al, *Medindo a absorção peritoneal com o teste de equilíbrio peritoneal prolongado de 4 a 8 horas usando várias concentrações de glicose.* Perit Dial Int, 2014.

7-   Sikorska, D., et al, *The importance of residual renal function in peritoneal dialysis.* Int Urol Nephrol, 2016.

8-   Wang, L. e T. Wang, *Adequação da diálise peritoneal: Kt/V revisitado.* Eur Rev Med Pharmacol Sci, 2015.

9-	Borzych-Duzalka, D., et al, *Peritoneal Dialysis Access Revision in Children: Causes, Interventions, and Outcomes (Revisão do Acesso à Diálise Peritoneal em Crianças: Causas, Intervenções e Resultados).* Clin J Am Soc Nephrol, 2017.

10-	Lebeaux, D. e M. Touam, *[infecções relacionadas com diálise peritoneal].* Rev Prat, 2014

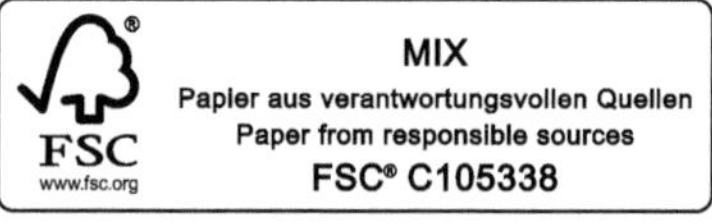

Printed by Books on Demand GmbH, Norderstedt / Germany